PERO QUERÍAS SER DOCTOR 2

HISTORIAS DE MÉDICOS EN EL MUNDO

DANIEL ÁLVAREZ YEOMANS

CARLOS LEOPOLDO GUERRERO NAVA

Copyright © 2022 Daniel Alvarez Yeomans

Todos los derechos reservados.

ISBN: 9798843296780

DEDICATORIA

A los que, de una u otra manera, han formado parte del
proceso para convertirnos en lo que somos.

AGRADECIMIENTOS

A todos los autores conocidos y desconocidos que ayudaron a este proyecto, esto también es de ustedes.

Alejandra, México.

Te pongo en contexto, tengo tres días con una gripa que me estoy muriendo, estamos en un pico de la pandemia. Me hicieron la prueba de antígenos para COVID y salió negativa, pero hoy estuve en piso con la neumóloga y estuvo chingue y chingue que me hiciera una TAC, voy a hacérmela y sale limpia. Ah, y pues porque salió limpia tengo que pedir el reporte de mi TAC y hacerlo dos veces a mano por "payasa".

Estoy llorando del coraje, en estos momentos me pasa por la mente: "¿Por qué chingados quise ser residente?", y apenas llevo cinco meses.

Fernanda, México.

En mi residencia de cirugía somos una subsede, somos diez residentes. Siete hombres y tres mujeres: Karla, Alexa y yo, nosotras siempre nos hemos llevado súper bien. Me llevo bien con todos, la verdad estar todo el día con ellos, ni modo que no te encariñes. Total, un día estábamos operando, yo en una sala y Karla en otra. La verdad yo siempre he sido un poco ruda, no me pongo triste fácil y Alexa es igual; Karla, por otro lado, es un poco más infantil y emocional. Karla es una chava alta, grandota de cara muy bonita pero con algunos kilos extra. Ese día en su quirófano, dice que se siente mal, dolor abdominal y que si sigue en la cirugía va a vomitar. –¿Me puedo salir? –pregunta. El doctor le dice que sin problemas, que salga de quirófano, que se vaya a urgencias o incluso si quería ir a su casa. En urgencias piensan que tiene una piedra en el riñón y le piden una tomografía. Cuando revisamos la tomografía vemos que tiene un tumor gigante en el ovario, por tener unos kilos extra no se notaba la masa a simple vista ni se podía tocar fácilmente.

Todos le decíamos que iba a estar bien, obviamente, que era una mujer joven y tenía buenas posibilidades. Para esto, hay un oncocirujano que acaba de salir del INCAN (Instituto Nacional de Cancerología) y es muy agradable. Karla estaba rotando con él y le mandó su tomografía y el doctor súper lindo le dijo que el miércoles la operaba (era lunes), para el miércoles ya la estábamos operando. Alexa estaba de vacaciones y yo era la otra mujer, por lo que Karla me pidió que yo entrara a la cirugía, por la pena que la vieran los demás compañeros.

Entramos un R3, el oncocirujano y yo a la cirugía. Todos platicábamos con ella que iba a ser un tumor benigno. La estábamos operando y sacamos un tumor gigante, el ultrasonido reportaba como 2.8 litros, pero yo creo que eran como 4. El tumor se fue al transoperatorio y me acuerdo de que lo vimos y el doctor entre dientes decía: "no pasa nada, es benigno, no pasa nada", como si fuera un tipo de mantra. Empezamos a cerrar para adelantar la cirugía, Karla solamente estaba bloqueada y un poco sedada por lo que estaba un poco despierta, estábamos a punto de cerrar piel cuando entra la llamada de la patóloga que acababa de terminar de revisar el tumor, la ponen en altavoz y dice que el tumor era positivo para malignidad. En ese momento se podía sentir que la sala se llenó de tensión, una amiga, una colega tuya que tiene un tumor maligno a su muy corta edad, nos volteamos a ver y no sabíamos qué decir.

Pedimos que confirmaran el resultado por un segundo patólogo y fue lo mismo. El oncocirujano habló con Karla, su residente que estaba rotando con él. Le dijo que tenía cáncer de ovario y que ella sabía perfectamente cuál era el pronóstico. Le dijo: —Tienes dos opciones, te puedo hacer la ooferectomía nada más del tumor en esta cirugía, si tienes pareja, si quieres tener hijos, te puedo dar chance de que conserves tu fertilidad hasta que tengas tu primer hijo, y en cuanto lo tengas te tengo que quitar todo, porque tienes cáncer de ovario; o si hubieras sido una paciente mía común yo quitaba todo de una vez, ganglios y todo. Te doy esta oportunidad porque te conozco, eres mi residente, te aprecio y todo.

Ella comenzó a llorar, yo me puse súper triste y me volteaba a ver diciéndome: Fer, ¿tú qué harías? Yo no sabía que responderle, estaba muy triste por ella, en ese momento no sabía qué hacer, se me salían las lágrimas y le decía: —No sé, Karla, es tu decisión. Karla decidió que le quitaran todo, sus ovarios, ganglios y todo. Mientras ella lloraba yo le estaba abriendo el abdomen, entrando a cavidad para remover el cáncer. Al mismo tiempo que yo la abría ella lloraba y a mí se me querían salir las lágrimas, con voz cortada haciendo la cirugía. No podía creer que me estuviera pasando eso, el doctor obviamente la sedó para calmar un poco el ambiente.

Karla en la sala de recuperación me volvió a preguntar que qué le habíamos hecho, que si iba a poder tener hijos. Estaba sacada de onda tanto por el shock como por la anestesia.

Después en la cama, ya que había llegado su mamá, escuché cómo ella le pedía perdón a su mamá por lo que le estaba pasando, por no poder convertirse en mamá, por no poder darle nietos. La mamá la consolaba diciéndole que su vida era más importante.

Te quedas pensando todo lo que trabajas por llegar a cierto punto, en este caso la residencia, y se puede ir a la mierda en un segundo. Ese día no podía ver a nadie, estaba muy triste, me fui a llorar al baño para que nadie me viera.

Nunca me imagine operar a un compañero, a una amiga, las únicas personas con las que convives 24/7 en estos momentos.

Ishaan, India.

Acababa de terminar mi carrera y estaba trabajando como interno en un hospital público. Cabe recalcar que este hospital era considerado VIP, pero faltaban recursos. Era una noche de diciembre, en las planicies de India hace mucho frío por esa época del año. Debido a esto un buen número de casos de EPOC (enfermedad pulmonar obstructiva crónica) y neumonía eran traídos a la sala de emergencias. En India tú no necesitas una ambulancia para llegar a urgencias, puedes entrar caminando. Alrededor de 7-8 niños fueron traídos al mismo tiempo (todos venían de un pueblo cercano). Nosotros solo teníamos dos nebulizadores, de los cuales uno era para terapia intensiva pediátrica.

Me dieron la tarea de hacer el *triage* a los niños... Literalmente tenía que decidir cuáles vivían y cuáles morían. ¿Puedes creerlo? Examiné a todos los niños y decidí cuáles necesitaban nebulizaciones. Pensé que uno de los niños estaba bien y le dije a su mamá que esperara 10 minutos en lo que nebulizaba a otro niño que se veía peor.

Regresé a los 10 minutos y me encontré a la madre llorando, su hijo había entrado en paro. El RCP fue inútil, el desfibrilador no estaba disponible. El encargado del área me dijo que no lo pensara demasiado. Nunca nos echó la culpa ni a mí ni a ninguna persona del staff. Sin embargo, ese día me destrozó y me culpé por un largo tiempo, pero cuando lidias con la muerte de manera cotidiana de pronto te deja de molestar. No sé si tomé la decisión correcta en el momento o no. Algunas veces de verdad deseo haber podido hacer algo más. Espero que algún día Dios me perdone.

Harshal, India.

Trabajaba en un hospital privado muy caro donde la mayoría de los pacientes eran extranjeros o gente muy rica de la alta sociedad. Estábamos acostumbrados a mucho escándalo o exageración por pequeñas cosas.

Un domingo en la sala de urgencias del hospital vino una pareja, la mujer había tenido un pequeño accidente. Se podía ver que apenas estaban saliendo entre ellos, y que pertenecían a la clase media. Ella tenía una cortada no mayor a 1.5 cm en la frente. Le dimos su respectiva inyección para tétanos, limpiamos la herida y aplicamos un vendaje, en lo que su pareja registraba a la paciente.

Su herida era pequeña pero algo profunda, por lo que le recomendamos unas cuantas puntadas. Ella nos dio el consentimiento informado y yo la comencé a preparar para suturarla. En el momento en que saqué la sutura ella comenzó a hacer un berrinche gigante diciendo que quería que un cirujano plástico la suturara. Intenté calmarla diciéndole que era un procedimiento pequeño, y que normalmente ningún cirujano venía para eso. Sin embargo, ella exigió un cirujano plástico. Llamé a uno. Para esto su novio ya estaba temblando por la cuenta de solo la atención primaria (5,000 rupias –alrededor de 90 dólares en 2012–), que es algo elevado para India (en un hospital público no cuesta más de un dólar). Yo estaba atrás de la cortina y escuché al novio diciendo que era demasiado caro.

Después de unos minutos, la paciente me habló y me preguntó cuánto cobraba un cirujano plástico por ese procedimiento más o menos. Llamé a recepción y confirmé el costo, que sería de alrededor de 1,100 dólares más impuestos.

En cuestión de segundos la mujer se levantó y nos dijo que ella iba a estar bien solo con la venda. Aunque no fue bueno ver a una paciente irse, me dio mucha risa ver su cara cuando le dije el costo después de que había hecho su berrinche.

René, Mexico.

Cuando estaba haciendo el internado en el Instituto Nacional de Nutrición, ahí no tenían ciertos servicios y nos mandaban a rotar a otros hospitales, como el Hospital de la Mujer, que quedaba cerca del Instituto Politécnico Nacional, muy lejos de donde era nuestra sede en Tlalpan (Ciudad de México). Resulta que era el día en que se conmemoraba el terremoto que sucedió en 1995, que fue el 19 de septiembre.

Fue muy curioso porque estábamos los internos, residentes, imagínate, en obstetricia. Entraban y salían cesáreas, ese día me tocó estar en urgencias y pues un movimiento como cualquier día, solamente que tuvimos el simulacro para hacer la evacuación en caso de terremoto. Salimos y, como muchas personas, no te lo tomas en serio, porque piensas: ¿qué tan raro sería que te tocara un terremoto, y además el mismo día? El simulacro fue a las 11 am y alrededor de la 1 pm se empieza a escuchar otra vez la alarma. Yo me acuerdo que estaba en el baño (podría decir que fui el primero en evacuar, porque estaba en el primer piso y pegado a la salida de evacuación). Ahí alrededor estaba con compañeros, familiares, enfermeros, todos nos preguntábamos qué estaba pasando, sentías que como estábamos en el primer piso no había tanto riesgo, porque estábamos a ras del piso. El problema fue después del terremoto, cuando se prendió un código rosa (un niño desaparecido en el hospital), por ende cerraron el hospital y todas las personas que habían estado en el terremoto estaban muy asustadas. Después de que se encontró al niño (una mamá tomó rápido a su hijo al escuchar la alarma y no le había dicho a nadie).

Del tiempo que duró el terremoto mis compañeros del internado me platicaron que sí fue muy duro. A una compañera que estaba en el 4o piso del hospital le tocó ver cómo entraban los rayos del sol al edificio, el edificio se estaba cuarteando (el hospital se construyó en los años 50, es un edificio viejo); fue una situación de mucho estrés para los que estaban en pisos más altos. Cuentan que se agarraron de lo que podían, de una columna, 13 personas agarradas de la misma columna quién sabe cómo, rezándole a lo que se les ocurría para que no les cayera la estructura encima. Pudieron bajar y ya estábamos todos en el primer piso, los internos nos juntamos a ver qué hacíamos, porque la estructura estaba dañada; los residentes, que era la jerarquía arriba de nosotros, ya nos estaban obligando a regresar a nuestras labores. Definitivamente los que estaban en el piso 3o y 4o cuando pasó el terremoto, no quisieron regresar ni de chiste, entonces a ellos los pusieron en el primer piso en el área de urgencias y obstetricia (por aparente menor riesgo estructural).

A la hora nos dijeron que nos podíamos ir. Cuando quisimos irnos la ciudad estaba totalmente paralizada, el metro, camiones, las calles, todo. Los que traíamos vehículo íbamos como sardinas enlatadas, diez en un auto. En un trayecto que normalmente hacíamos en 10-12 minutos, hicimos más de 2 horas, parecía zona de guerra. Ya más tranquilos nos preguntábamosmos qué seguía, qué íbamos a hacer. Lo lógico era hablar directamente con mi sede, el Instituto Nacional de Nutrición, y contarles la situación. En ese momento yo era el representante de los internos. Marqué para ponerlos al tanto y me comentaron que ellos se iban a encargar de hablar con el hospital donde estaba rotando, el Hospital de la Mujer, para que no nos pusieran en riesgo. Aquí fue donde aprendí una gran lección. Al día siguiente llegamos al hospital, la primera instrucción que nos dieron fue que íbamos a trabajar por guardias y que solo iba a ir la guardia que le tocara ese día mientras hacían el peritaje de si era o no seguro el hospital. El detalle fue que se le salió decir al doctor de mi sede que fui yo quien le comentó que la estructura estaba dañada, no sé si fueron personas muy poco éticas o muy inmaduras, pero los directivos del

Hospital de la Mujer les comentaron a los residentes de mayor jerarquía que se iban a quedar sin internos por culpa mía. Eso fue el parteaguas para que me trajeran en friega toda mi rotación. Porque yo era el "culpable" de que luego ellos tuvieran que hacer pendientes porque no había internos suficientes.

Hannah, USA.

Una madre trajo a su hijo a urgencias para una revisión física. En lo personal no me gusta darlas en la sala de urgencias, los padres por lo general mienten en la historia clínica o algo por el estilo, preferimos verlos en el consultorio, pero esa es otra historia.

Da igual, al momento de la consulta sale a la luz que el padre del niño murió por un problema cardiaco alrededor de los 30 años.

La madre no pudo ser más específica acerca de qué tipo de padecimiento fue. Lo pensé un momento y le comenté que estaba preocupada por el antecedente de muerte cardiaca súbita y que sugería una evaluación más profunda de su hijo, tuvimos una conversación muy racional y la madre prometió hacer seguimiento de lo comentado... Es broma, la mamá me gritó, me dijo que la clínica era ridícula y yo una pésima doctora, entre otras muchas cosas más. ¿Qué tal estuvo su día?

Claudio, México.

En el R1 tenía un paciente cirrótico, llegó con oclusión intestinal, se perforó, hubo que intervenirlo, tenía sus tiempos de coagulación súper elevados y yo siempre le pasaba visita. Era una persona que me agarró cierto cariño, me decía: —Doctor, cuando yo salga lo voy a invitar a ver el superbowl —porque me gusta el futbol americano. Platicábamos, y pues básicamente hicimos una buena relación. Un día empezó a sangrar y sangrar de la herida y yo me preguntaba qué estaba pasando. Lo veía hipotenso, lo quería abordar y seguía sangrando, al parecer del abdomen. Entonces en ese momento la hija, los familiares me voltean a ver y me dicen: —Doctor, ¿qué está pasando, si todo iba tan bien?

Hubo un momento que me marcó. Los quirúrgicos tenemos como rayas de tigre, nombres de pacientes que nos marcan, personas que no se te van a olvidar. El paciente me volteó a ver a los ojos y me dijo:

—Doctor, ¿me voy a morir?, ¿hoy me voy a morir?

Probablemente es algo muy desagradable que luego nos acostumbramos a escuchar. Pero esa fue la primera vez que sentí algo diferente y dije: "Ay cabrón". Me vio con una cara... Para después decirme: –Doctor, ¿usted va a entrar a mi cirugía? Lamentablemente, los procedimientos nos los repartimos entre todos los compañeros y le dije que iba a entrar otro compañero. El paciente me dijo:

–Doctor, no me va a abandonar, ¿verdad?

Desafortunadamente el paciente no salió de la sala.

Después, la hija que me saludaba siempre y platicábamos, me volteaba a ver con cara de amargura, porque sabía que yo no había estado ahí.

Claudio, Mexico.

Los que están en la residencia o internado saben lo que es una valoración preoperatoria, pero para los que no, es un estudio que se le hace a un paciente antes de que se le opere. Justamente estaba en el R1, estaba atoradísimo y justamente me tocaba un sábado, porque iba de lunes a domingo. Iba un sábado y ese día por la tarde salía temprano, como a las 2 de la tarde. Tenía novia en ese entonces e hice una reservación en un muy buen restaurante y era como para verla.

Yo no sabía que los pacientes debían tener valoración preoperatoria para las cirugías, iba llegando al R1. Yo tampoco sabía que en fin de semana no se hacían valoraciones preoperatorias.

Ese día se operaba un paciente de una hernia, ya había estado hospitalizado unos días y nunca supe que se le tenía que hacer la valoración preoperatoria. Ese día una maestra que ahora estimo mucho porque me enseñó el valor de la disciplina me dice: —Oye Claudio, ¿y la valoración de este paciente? Le dije que no sabía que tenía que tener. Me dice: —Pues ese paciente se opera el día de hoy, ¿sabes que no se opera sin eso, no? —y continúa diciéndome que no me voy a ir hasta que el paciente la tenga.

Yo ya estaba harto del hospital esa semana, ya había hecho la reservación en el restaurante. Fui con los internistas y les comenté que si me la podían hacer. Me dicen: —A ver, chavo, en fin de semana no se hacen valoraciones preoperatorias.

Solo podía pensar, "no puede ser..." Me tuve que esperar al cambio de turno, ya eran las 8 pm y todavía le dije a mi novia que sí íbamos a ir a cenar, pero a otro lugar, porque también llevaba un tiempo sin verla.

Total, volví a intentar con los adscritos de la noche hasta que uno se apiadó de mí y me dijo que me iba a hacer el favor en algún momento de la noche, aunque no le tocaba hacerlo. La valoración yo creo que se la hicieron como hasta las 12 de la noche, y el paciente se operó como a la 1 am. Normalmente entraba al hospital a las 5 am en fin de semana, entonces no tenía caso irme a mi casa y me quedé a dormir en el hospital.

Al día siguiente la doctora me dice: —Mira, Claudio: ese paciente tiene al menos un año esperando su cirugía, y por un descuido tuyo, o lo que sea, no se iba a operar. Te pones a pensar qué vale tu cena contra eso. Son de las cosas que te enseñan a valorar, a responsabilizarte de tus decisiones. Eso aprendemos en cirugía, a responsabilizarte de tus actos, lo que tuve que hacer fue resolver y tomar la responsabilidad.

Ni modo, te quedas, cancelas tu cena, tu sábado libre y el domingo tienes guardia.

Eso sí, ya no me volvió a pasar.

Bruno, México.

Yo estaba en el segundo año de la residencia. Llegó un día a urgencias una persona con retención aguda de orina. Traía globo vesical y no podía orinar. Llegó al hospital de zona (donde no hay urólogos), no estaba el médico de guardia. Había una pasante de enfermería, que no es su culpa porque no es su trabajo, pero quiso ayudar. Le intentó poner una sonda transuretral y le infló el globo en la uretra, entonces no salió orina, le lastimó el pene. Estaba sufriendo, sangrando, con dolor y a punto de explotar la vejiga y nada le podía quitar el dolor.

Llegó el paciente a mi hospital, a urgencias, e identifico que la sonda estaba mal puesta porque no salía orina y tenía globo vesical. Le desinflo el globo, le hago unas maniobras para colocársela bien y en el momento que pongo la sonda sale la orina, se le quita el dolor, el sangrado, todo. El paciente llevaba más de 12 horas con retención de orina, se estaba muriendo de dolor y se le resolvió en cuatro minutos en el momento que llegó a urgencias del hospital.

El paciente agradecidísimo, era de un lugar donde vendían guayabas, de esas rosas deliciosas. Quedó tan agradecido que se fue a su casa con su sonda, regreso con las guayabas, lo programamos para operar. Lo operamos de la próstata (yo fui ayudante) y yo le di el seguimiento en consulta. Salió resuelto, una cirugía perfecta. Me regaló guayabas, y deja tú lo ricas que estaban. En ese momento yo dije: "Tengo que terminar urología, quiero yo ser el héroe, el que lo opera, el que resuelve". Es una cirugía hermosa, endoscópica, no batallas, mínima invasión, sin heridas, al día siguiente se va. Pensé: "Estoy en la especialidad donde tengo que estar, una especialidad más bonita, más resolutiva y el paciente súper agradecido". La satisfacción que te da ayudar a un paciente de esta forma es invaluable.

Diego, México.

En mi internado, en mi primer día me tocó guardia. El servicio era urgencias. Entré básicamente sin saber qué hacer, la capacitación que nos dan antes de entrar es muy básica pero ya que estás en la acción no es lo mismo. Esa guardia estaba yo solo y estaba llenísimo porque ese hospital, aunque era privado, tenía convenio con el servicio público, entonces llegan muchos pacientes de traumatología también, accidentados automovilísticos, etc. Había mucho movimiento, el doctor me decía: –¡Haz esto! ¡Ve para allá! Yo lo hacía como me daba a entender.

Me acuerdo perfecto de que llegó una paciente a sala de shock con traumatismo craneoencefálico y otras cosas que no sabía en ese momento. La paciente llegó y con ella los familiares a estar pendientes; estos empezaron a discutir, a gritarnos con el clásico: –¿No sabes quién soy yo?

Me dice el doctor: –Diego, que te firmen un consentimiento para resucitación cardiopulmonar. Lo único que hice fue buscar entre la papelería y en los archiveros encontré uno. Yo solo leí resucitación cardiopulmonar y lo agarré. Corrí con el familiar a que me lo firmara por si se necesitaba. La guardia siguió un poco pesada y a la paciente se la llevaron a terapia intensiva. Alrededor de las 10 pm se empezó a tranquilizar el asunto. Por fin estaba sentado tratando de relajarme, porque no la quieres regar en tu primer día. Estaba muy tenso. Suena el teléfono en urgencias y contesta la enfermera, yo solo escuchaba lo que decía.

Enfermera: –¿Cómo? ¿Qué pasó? (sigue un suspiro y un noooooooooo) ¿La paciente? ¿Falleció?

Yo solo escuchaba de lejos.

Enfermera: –¿Y traía consentimiento de no resucitación?

Imagínate, di el consentimiento equivocado. Corrí a terapia a decirle al doctor que me había equivocado y que la familia sí quería resucitación cardio pulmonar. El doctor me dijo que no me preocupara, que siempre se les daba. Era muy raro que siendo joven y sin enfermedades no quisieran, por lo que sí lo hicieron.

Sentí una descarga de adrenalina enorme en toda la situación y al día siguiente, cuando iba camino a mi casa, sentí como que me iba a desmayar, nunca había sentido eso. Sentía un zumbido, les hable a mis papás para decirles cómo me sentía y dónde estaba, por cualquier cosa. Me paré en una farmacia, llegué a consulta, me revisó la doctora, me checó fondo de ojo, la presión (160/90). Mejor me fui a urgencias, todo estaba bien, solo la presión alta. Desde ese momento se me desató un trastorno de ansiedad generalizada y un trastorno de pánico.

Recuerda que eres más que un miedo.

Clarissa, Canadá.

¿Quién más tiene alguna historia rara en consulta por zoom (telemedicina)?

Hoy tuve una paciente que literalmente me hizo esperar mientras hacía un pedido en el *"Drive-thru"* y luego pagaba y platicaba con la cajera.

También una vez hice una donde los papás pensaron que su hijo (el paciente) no tenía que estar presente en la consulta.

Steven, EUA.

Después de un día duro de trabajo tengo que recordar algunas de las alegrías y buenos momentos que nos hace pasar nuestra profesión. Hace algunos años cuando mi prometida me vino a visitar al consultorio, me pidió una pluma prestada. Ella abrió mi escritorio y se encontró con un paquete de papel para "fumar". Me volteó a ver con una cara queriéndome matar, inmediatamente pude ver cómo me hacía caras y se enojó. Pensé, "¿Me va a cortar ahorita o cuando lleguemos a la casa?"

¡Ella pensó que yo fumaba marihuana y por eso tenía esos papeles! Claro que me reí muchísimo y mi compañero también. Ella no sabía que usábamos ese papel de vez en cuando para tratar algunas perforaciones timpánicas en la clínica.

Afortunadamente me creyó y todavía seguimos casados.

Jorge, Perú.

Estaba en penúltimo año de universidad y mi asesor de tesis era un nefrólogo. Una noche me llama un compañero del colegio y me dice que su papá era candidato a trasplante renal y que justo el doctor que era mi asesor era su médico de cabecera. Su papá estaba en el puesto cinco de la lista, pero estaba mal. Yo estaba conversando con el doctor y me comentaba que jamás en la vida íbamos a poder subirlo, porque a veces uno platica y puede conseguir algún favor o algo, pero no en estos casos tan delicados como el trasplante de órganos, y más que los cuatro de arriba de él también lo necesitaban. De casualidad yo estaba con el doctor en la clase de tesis cuando un paciente falleció y tuvimos la opción de que fuera donador; nos comunicamos con los cuatro primeros de la lista y ninguno podía llegar a tiempo (porque el órgano que se va a donar tiene un tiempo de vida). Yo personalmente llamé a mi compañero del colegio y al final, por suerte, Dios o no sé qué habrá sido, tuvo su riñón donado.

Santiago, México.

Yo quería entrar a la carrera de medicina, yo venía de una preparatoria privada y el método de elección para ingresar a la universidad en la que quería estudiar es mitad promedio de la preparatoria y mitad examen. De la preparatoria donde yo venía los promedios no eran altos y competías contra otras preparatorias donde los promedios sí eran muy altos. La realidad no es que regalaran las notas, los que tenían promedios altos también eran buenos, hacían buenos exámenes de ingreso, eran buenos estudiantes y eso hacía la competencia muy dura. El primer semestre que hice tramites para medicina no logré entrar a la universidad y mis padres en ese momento no tenían la facilidad para pagar una universidad privada. Me quedé un semestre fuera y el siguiente semestre hice el examen de admisión y mejoré muy poquito. Yo ya había hecho un buen examen, entonces, mejorar más que eso, así sustancialmente, era difícil.

Mi papá me dijo: –A ver cómo le hago, a ver cómo le hago, pero te apoyo –y vi a todo mundo ponerse en torno mío y decir: –Ve y haz trámites en la universidad privada, y así fue.

El día que iban a salir las listas de admitidos de la universidad pública era el día que yo tenía que pagar la otra universidad, y era una cantidad importante con la cual yo sentía que mi entorno se iba a comprometer mucho, y no salían las listas y la espera era eterna. Recuerdo que mi papá me llevó al edificio de la universidad pública a preguntar. No salía por internet el resultado y ya teníamos que pagar, ya iban a cerrar el banco a las 4 pm y eran alrededor de las 2 pm. La secretaria como que nos vio muy apurados y habló a algún lado, le dije mi número de registro y mientras estábamos en el edificio con la secretaria salieron las listas, pero nosotros no sabíamos, y ella fue quien me dio la noticia... estaba admitido.

Es una felicidad que nunca he sentido de nuevo, y una felicidad de mis padres que yo nunca había visto. Ay, fue como decir: "Yo no voy a echar a perder esto, realmente costó muchísimo y voy a ser el mejor y aparte lo voy a disfrutar". Cada vez que hay un momento difícil en mi carrera me sirve mucho regresar a esos momentos de cuando no era nada en medicina, pero soñaba con serlo. Y ese estrés de decir: "Estoy a nada de no serlo de nuevo y de entrar a una universidad privada en la cual puedo pagar un semestre, pero después no sé".

Por más voluntad que tenga tu familia o por más que tú quieras, a veces lo económico frena.

Hoy soy jefe del servicio de neurocirugía. Los sueños sí se cumplen.

Shingo, Japón.

Normalmente los miércoles es un día más relajado en el hospital. El día de hoy fui con Keisuke (estudiante) y Takuya (residente) a ver pacientes fuera del hospital. Vivo en un pueblo de 3 800 personas, donde la mayoría son adultos mayores.

La primera cita es con un paciente recurrente, vamos con él más que nada para presentar a los muchachos a la comunidad como parte de su entrenamiento formativo; mientras visitábamos al paciente nos ofrecieron té, leche, y nos dieron mochis (postre japonés) para llevar.

Después los llevé a ver a una paciente que tiene cáncer de mama, normalmente visitamos yo o alguien del hospital a esta paciente cada miércoles.

Invité a los compañeros a comer, es bueno platicar con ellos y que se sientan parte de un equipo.

Anónimo, Ucrania.

Soy un doctor estadounidense en Ucrania. No quiero dar mucha información, pero nunca he estado tan dividido entre querer quedarme y ayudar con los servicios médicos o luchar o regresarme a Utah.

Mi mayor preocupación es lo lamentablemente cortos de suministros que están los hospitales, aunque también me preocupa que una bomba me vuele en pedazos. Esto no es nada comparado al COVID. En vez de ver adultos mayores muriendo, veo muchos niños y jóvenes. Podría ser su abuelo. La peor parte es que soy un médico familiar, así que mi conocimiento es vital, pero no soy de tanta ayuda como un cirujano.

De ninguna manera manden a sus hijos a pelear esta guerra.

Jackie, México.

Cómo descubrí mi profesión. Como estudiante de medicina me di cuenta de que me fijaba en cosas a las que el resto de los estudiantes no daban importancia. Por ejemplo. Cuando roté en oftalmología, más que empaparme de la oftalmología estudiaba cómo funcionaba el hospital; me encantó cómo era el sistema de atención, cómo dividían el trabajo, las áreas; cómo por pisos separaban las subespecialidades y, al final, me di cuenta de la buena atención que recibían los pacientes. Yo iba todos los días enfocada a, después de clases de oftalmología, aprender administración en salud, incluso el director del hospital me decía: –Te valió la rotación, tú solo quieres llegar al fondo del sistema de este lugar. Y sí, me empecé a dar cuenta de que había aspectos de la medicina y la salud que muchos ven como "temas aburridos", a mí no solo me parecen muy interesantes, sino que me apasionan.

Terminando mi carrera, decidí no hacer especialidad médica y dedicarme a la administración y dirección de instituciones de salud, un mundo que a veces damos por hecho y poco conocemos.

Cursé la maestría y emprendí mi proyecto de salud pública y comunicación en salud (salud en corto). Todo enfocado a mejorar la salud preventiva y, aunque a veces me sentía perdida o no sabía bien a lo que me encaminaba, algo en mí tenía confianza. Dentro de todo este emprendimiento, mi mejor amigo, quien es más tradicional y su objetivo siempre fue ser neurocirujano en Estados Unidos, desde Harvard, donde se preparaba para ser especialista, me decía: –Deja de perder tiempo en redes sociales y vente conmigo, tú tienes madera para estar aquí. Ya le platiqué a mis profesores de ti, quieren que vengas a hacer tu especialidad a Boston. Claro que a mí me encantaba escuchar esas porras que mi mejor amigo, a quien yo admiro y está logrando sus sueños, me decía con tanta frecuencia; pero un día le dije: –No, sí quiero ir contigo, pero no a hacer una especialidad médica, quiero que escuches mi proyecto, lo entiendas y me digas realmente qué opinas.

Me escuchó y solo me dijo: –Muy bien, pues si eso quieres está bien –un poco dudoso de mi decisión y emprendimiento.

Dos semanas después recibí una llamada de mi amigo, muy contento me dijo que les había contado a sus profesores de Harvard mi proyecto, que les había explicado de qué iba y lo que quería lograr, y que su mentor en la universidad le dijo que ese tipo de proyectos era algo que a Harvard le encantaría, que yo tenía que ir a presentar mi proyecto a Harvard porque lo que teníamos que hacer era replicarlo en todo el mundo.

Entonces, fui a Harvard. Viajé, conocí y hoy sé que lo que hago no es perder el tiempo, es una profesión dentro de la salud global y es especializado en comunicación en salud, es reconocido alrededor del mundo y es necesario para que la salud, la salud pública y la ciencia se reproduzcan y se den a conocer.

Con esto supe que mi camino no solo es la comunicación en salud, sino que tengo que enseñar a los estudiantes a ver más allá de lo que les ofrece la universidad y la rutina, porque en el proceso de observar y conocer pueden estar buscando cobre y encontrar oro de lo que será el resto de su vida.

Luis, México.

En la residencia me tocó como paciente un chavo que al final fue diagnosticado con linfoma en la autopsia, pero duró un mes aproximadamente deteriorándose, no hubo manera de sacarlo adelante. Total, en uno de esos días de sesión todo el mundo estaba en clase y yo en piso, porque estaba de postguardia. En ese momento el chico, de aproximadamente 35 años, cae en paro. Salió del paro y le digo a la esposa: —Ya van dos veces que sale de paro, ¿qué hacemos?

Me preguntó si estaba vivo en ese momento, le dije que sí y se metió inmediatamente al cuarto. Empezó a tocarle las piernas, la señora se abandonó totalmente en ese momento y viéndolo fijamente le empezó a decir cuánto lo amaba, cuánto lo quería, le daba las gracias por los dos ángeles (sus hijos) que le había dado.

—Que te vaya bien mi amor, que seas muy feliz y algún día nos vamos a encontrar...

Fue la despedida más épica que yo vi, más sentimental, más entregada, más pura que yo he visto como médico. La manera en cómo tuvo la entereza para saber que le quedaban minutos, a minutos de ser viuda; viendo postrado, en un tono totalmente amarillo, a su esposo por la ictericia causada por el linfoma, sedado bajo los últimos efectos de los medicamentos que usamos durante un paro. Viendo cómo la frecuencia cardiaca iba bajando lentamente de 50 a 30, los enfermeros petrificados viendo la escena, el R1 y yo solo nos mirábamos mientras ella recorría la piel de su esposo, tocándole la cara, las manos.

Siguió hablándole de todo lo que quería que él supiera, para terminar diciendo: –Te amo, que te vaya bien –y finalizó con un beso en los labios justo cuando la frecuencia llegaba a 0.

Emma, Suiza.

Soy pediatra, así que mi turno empezó a las 11 am con un mensaje que decía que un paciente que había visto hace dos días en urgencias había muerto por complicaciones de cáncer. Después vino la locura que vemos normalmente por esta época del año (marzo): muchas consultas por fiebre, tos y vómito. Después vi a una niña por un golpe en la cabeza; al verla en urgencias tomamos la decisión de hacerle una tomografía que reveló una hemorragia masiva y fractura de cráneo. Se fue directo a quirófano. Alrededor de las 8 pm me di cuenta de que no había comido, ido al baño ni nada en todo el día.

A la 1 am, cuando por fin había terminado todo el papeleo y llenado los expedientes de los pacientes que había visto, iba caminando por la salida de urgencias y una mamá me abordó demandándome que viera a su hijo en ese momento. Me dijo que no podía irme. Habían esperado por mí más de dos horas. Me señaló que su hijo estaba muy enfermo y que tenía que verlo en ese instante. Le dije que mi turno había acabado (no le dije que hacía más de tres horas) y que uno de mis colegas se encargaría del caso. Me gritó y amenazó con demandar al hospital. Me sentía tan cansada que solo sentía cómo venían las lágrimas a mis ojos, le deseé buenas noches y pronta recuperación, y me fui.

Ese no fue un buen día.

Mariana, México.

Me llegan un buen número de mensajes a mi cuenta de Instagram, por eso me tardo en contestar. Siempre soy yo la que contesta. Soy psiquiatra y algunos temas son sensibles, por eso yo manejo las respuestas de mis redes. Me toca muy seguido, pero en esta ocasión se me quedó muy grabado, porque una persona me mandó historias para que no se quedara grabado ningún registro de texto. Fueron como cinco historias de todo lo que había hecho: limpiado su closet, sacado sus cosas, limpiado su departamento perfectamente para poder aventarse del balcón y que el departamento se pudiera rentar rápido.

Este tipo de conductas son preparativos que la gente hace, por eso hay que preguntar. Si no es una persona que hace este tipo de cosas usualmente, hay que preguntarle cómo está, si necesita ayuda en algo... Literalmente les puede cambiar la vida.

A esta persona la abordé con el entrenamiento que tengo, soy parte del comité estatal de prevención de conductas y actos suicidas de mi estado, por lo que estoy muy actualizada en el tema.

Esto pasó en el 2020, hoy 2021 a esa persona le acaban de dar una beca para irse a estudiar a Italia, adoptó una gatita, de vez en cuando me manda videos de su mascota.

Jos, México.

En el servicio social donde me tocó, existía la leyenda de que ahí había habido un fallecimiento, un accidente de una especialidad cinco años antes. No sabían si se había inyectado algo al paciente o intencionalmente se había suicidado, pero el punto es que lo habían encontrado sin vida.

Todo el año nos la pasamos con estas "señales", por ejemplo, oíamos que alguien nos tocaba la puerta, salíamos y no había nadie, teníamos pesadillas, en lo personal me pasó que empecé a levantarme a las 3 am y me moría de miedo.

Le llamé una vez a mi mamá para contarle, esperando que me tranquilizara, ¡pero no! Solo me recordó el mito de que las 3 am es la hora maldita; me la pasé con mucho miedo el resto del servicio social.

Puede ser que fuera porque hacíamos guardias AB y teníamos el horario volteado, cenábamos a las 11 pm y el ciclo circadiano estaba bien alterado.

Marcela, Colombia.

Cuando estaba en primer semestre veía Bioquímica en la mañana y en la tarde Biología celular y molecular. Esta última me aterraba por el profesor; recuerdo que estaba en el 5o piso en clase de Bioquímica y me fui a estudiar, a repasar, porque tenía examen en Biología celular y molecular. Cuando volteo a ver el reloj, faltaban 5 minutos para que la clase iniciara y el salón estaba en el primer piso, quise irme lo más rápido posible para no llegar tarde y que me dejaran entrar.

Iba a bajar por el elevador y me di cuenta de que estaba atorado y un amigo se había quedado adentro. Me burlé y me iba riendo por las escaleras, en medio de la risa me desconcentré, pisé en falso un escalón y rodé por las escaleras. Todos mis compañeros estaban atacados de la risa hasta que no me pude levantar, me había esguinzado y fue literalmente por no llegar tarde a un examen que al final no se hizo ese día, se cambió para la próxima clase.

Siempre que veo al profesor me acuerdo.

Franc, Eslovenia.

Fuimos llamados otro residente y yo a urgencias por un caso de trauma en el que el paciente fue golpeado por un camión y le causó aplastamiento traumático de la articulación glenohumeral. Cuando llegamos, el médico encargado de nosotros decidió que una reconstrucción de la articulación y la clavícula era necesaria, pero todavía quedaba bastante tejido que mantenía todo unido. De pronto, el otro residente, mi compañero, tuvo una idea: agarró una herramienta que llamamos halligan y la empujó profundamente en la articulación.

Rompió todo el brazo, cortó la arteria axilar y golpeó justo debajo del plexo braquial. El médico adscrito no sabía qué decir o hacer. Entonces, en lugar de dos equipos para la cirugía que habíamos planeado al principio, necesitamos cuatro y sí, una reconstrucción completa del hombro.

Alex, Estados Unidos.

Hace unos días removimos un cuerpo extraño del ano de un paciente. En teoría me gustan estos casos porque me gusta todo el escándalo y el chisme detrás del evento. Nadie nunca cuenta la verdad, las historias son entretenidas y es muy diferente a tratar una vejiga o una apendicitis.

Sin embargo, este caso no fue tan divertido como los demás porque tuvimos que remover un vaso completo del recto del paciente. El cirujano no podía sacarlo fácilmente por lo que se tuvo que convertir en un procedimiento abierto. Rompía y trituraba todo lo que tocaba. Terminó con una extracción abierta y una estoma (una abertura artificial creada quirúrgicamente desde el cuerpo hacia afuera para permitir el paso de orina y heces). El paciente sangró muchísimo al punto que llegué a preocuparme y mandé sus laboratorios. Es raro que sienta náuseas por un caso, pero esto realmente fue horrible de ver.

No creo que el público en general conozca lo peligrosos que son los objetos rectales, en especial los filosos o que se pueden romper, como los vasos. La razón por la que la educación pública debe informar es porque eso pasa muy seguido, en especial en ciudades grandes. El cirujano me contó que era su segundo caso en el día, después de que una mujer perdió su vibrador dentro de su ano y tuvo que sacarlo en la sala de emergencias.

El cuerpo extraño rectal sigue siendo común en nuestra sala de emergencias.

Will, Estados Unidos.

Esto puede parecer obvio para algunos; sin embargo, un amigo y yo estábamos enviando mensajes de texto y me hicieron esta pregunta. No lo había considerado ni investigado antes. Las respuestas que di son las siguientes:

Actualmente somos doctores sin más = graduados y haciendo la solicitud para Match o residencia en 2023.

Si una persona nunca fue a la residencia, pero trabajó en otro aspecto no clínico de la atención médica o la investigación, sería médico no clínico.

Si una persona se dedicó a las ventas o las finanzas y nunca realizó una residencia o un trabajo no clínico, se convierte en un "médico con título solamente".

¿Sería esto correcto?

Charles, Estados Unidos.

El dolor crónico es terrible. Nos podemos decir una y otra vez esto, una y otra vez, pero no creo que de verdad lo entendamos hasta que lo vivimos. Como doctor que vive con dolor crónico y múltiples cirugías de columna, este es mi mayor miedo. Que el dolor progrese hasta el punto de que no pueda ir a trabajar más y así arruine uno de mis propósitos de vida, ayudar a mis pacientes.

El día de hoy supe de un colega de mediana edad, probablemente tendría 40 y muchos, casi 50, con tres hijos. Estaba en la cúspide de su carrera en su área, hasta que quedó paralizado este invierno, después desarrolló dolor crónico y tuvo que retirarse. Gran cirujano, buen maestro, una gran persona, decidió quitarse la vida hoy. No he llorado aún pero ya vendrá.

Sé que es difícil cuidar nuestra salud mental siendo personal de salud, más que nada por el estigma y los tiempos tan saturados. No hay mucho que decir, solo cuidarnos entre nosotros.

Lucas, Australia.

Llevo más de 20 años de práctica. Me ofrecí como voluntario en muchos comités corporativos, incluida la compensación del médico, la experiencia del cliente, la optimización de servicios y expansión comercial. El día en que una persona sin experiencia médica llegó para convertirse en CEO del grupo para el que trabajo, mi representación médica se volvió redundante, ya que consultores externos se hicieron cargo de la agenda y finalmente expulsaron a los comités "dirigidos por médicos". Desde que llegó el nuevo director ocurrió que mi agenda no tenía margen para cuando se presentaba una emergencia de salud personal o algo por el estilo. La solución para ellos era culparme diciendo: –Piensa en los pobres pacientes. Eres un profesional que ha elegido una vocación para ayudar a sus pacientes.

¿Entonces saben qué hice? Hace unas semanas, cuando me sentí deprimido por la basura habitual de la atención primaria, decidí llamar a la clínica y decir que estaba enfermo. No estaba deprimido, pero pensé: "Que se jodan, que se joda mi horario y el director". No le dije a mi esposa lo que había hecho y pasé todo el día (6 am a 6 pm) jugando solo (sin hijos ni esposa). Manejé hasta el estacionamiento de un supermercado y esperé a que abrieran. Visité parques que no había visitado en meses y caminé unos 16 km. Pasé un par de horas leyendo un libro, mientras me tomaba un café. Manejé hasta un mirador panorámico y me distraje un par de horas. Llegué a casa sintiéndome renovado y recargado esa noche. ¿Que si me siento culpable? Claro que no. De hecho, la satisfacción de mis pacientes ha aumentado.

He de confesar que a partir de ese día hago esto de vez en cuando. La vida pasa muy rápido, si no nos detenemos de vez en cuando a mirarla podríamos perdernos de una gran experiencia.

Gerard, Estados Unidos.

Actualmente soy estudiante de medicina en Estados Unidos. Me tomé un tiempo libre de la escuela para lidiar con mi alcoholismo, que se ha descontrolado durante el Covid.

Parece que la rehabilitación va a ser el siguiente paso, pero me preocupa cómo revelar esto en las solicitudes de residencia/licencia. También recibir la recomendación de desintoxicación en un hospital, lo cual es preocupante tener en mi historial médico.

Estoy comprometido a mejorar, pero tampoco quiero joder mi carrera. No sé qué hacer. Parece que la medicina espera que seas totalmente normal, a pesar de contribuir a situaciones que descarrilan la salud mental.

Juliana, Colombia.

Estaba en quinto semestre, yo era muy intensa así que le dije a los médicos encargados: –Si hay una sutura me llaman, que yo la quiero hacer.

Yo solo había visto uno o dos días de sutura, no había practicado ni nada. Llegó el médico general y me dijo que había una sutura, recuerdo que era un codo. Un niño pequeño de 8-10 años; me preparé, hice mi primer punto y para cuando quería empezar a hacer el segundo me mareé, se me nubló todo, pensé que había sido porque no había comido; me fui a ingerir mis alimentos y regresé para intentar otra sutura. Era una barbilla, esta vez no pude dar ni el primer punto.

Así me di cuenta de que efectivamente no era la comida, era yo. Al principio pensaba que era porque necesitaba más práctica, no me da miedo la sangre, el problema era pasar la piel. Pensaba que tal vez con más práctica se me iba a quitar; cuando llegué a octavo semestre y estuve en mi primera cesárea, de nuevo me tuve que salir.

Me di cuenta de que lo mío no era la parte quirúrgica, a mí me encanta la clínica.

Sergio, México.

¿Qué le diría a mi yo del pasado, ese que apenas comienza la carrera? No me arrepiento de nada. No dejes de tratar de crecer y emprender nuevas cosas; no dejes de unirte a gente buena, que hay en todos lados; no dejes de capacitarte día con día, no dejes de ser feliz. Trata de crecer, trata de ser alguien en la vida, a final de cuentas lo importante no es si tienes o no tienes dinero, si eres alto, bajo o gordito. Lo importante es tratar de dejar una huella para que de alguna manera te recuerden los que vienen atrás de ti y puedas, con tu experiencia, inspirar a otras personas. Me encantaría poder ayudar a otros médicos.

Creo que hoy en día deberíamos tener una clase de cómo vestirnos, cómo cobrar, qué instrumental comprar, cómo poner un consultorio, cómo pagar impuestos, cómo hacer un equilibrio de nuestra vida.

Trata de ser feliz, ayuda a los que puedas y sigue creciendo.

Juan Pedro, México.

Decidí que quería ser médico cuando iba en 2o de secundaria. Empecé con un dolor abdominal muy fuerte y fui al hospital, pensaron que era apendicitis, pero no estaban seguros. Me mandaron a mi casa, me dijeron: –Si es apendicitis al rato vas a empeorar, y regresas, y si no es, pues no y ya.

En mi casa todo iba bien, pero mi mamá estaba preocupada, no le gustaba lo que me había pasado y al día siguiente volví a ir al hospital. Me hicieron una serie de estudios y cada vez el diagnóstico era peor. Los doctores empezaron a ver cosas raras en los estudios. El punto es que terminé con múltiples estudios donde me decían que tenía cáncer estadio 4. Para los que no saben, es que está totalmente diseminado y las opciones terapéuticas son mínimas, dependiendo el tipo de cáncer obviamente, pero así es en la mayoría de los casos hoy en día.

Gracias a Dios tuve la oportunidad de irme a Estados Unidos, a Houston, a un hospital especializado en cáncer infantil. Me comentaron llegando allá que efectivamente tenía cáncer, nada más faltaba ver de qué subtipo, por así llamarlo.

Me hicieron más estudios y me dijeron que no tenía cáncer, no sabían qué tenía, era algo raro, pero no sabían qué. Nadie sabía qué tenía. Siguieron las rondas de estudios día tras día y de repente un día yo ya no tenía nada.

Me mandaron a México. Mi cita de control, por así decirlo, me la pusieron para un año después, y hoy en día nadie sabe qué pasó. Fue ahí cuando me di cuenta de que yo quería estudiar medicina, ya que no quería que nadie pasara por un error como el que yo sufrí, que nos hizo pasar tan malos momentos a mí y a mi familia.

Paloma, México.

Tuve una depresión muy fuerte, llegó un punto donde yo me quería salir de la carrera. No una depresión cualquiera, como cuando dices que te sientes triste, yo estaba diagnosticada con depresión. En algún punto de mi carrera sufrí de *bullying*, además me enfermé de tuberculosis pulmonar y en ese momento empecé a recibir mensajes anónimos nada agradables, casi deseándome la muerte, y para rematar en esa época falleció mi abuela, que era como mi mamá. Todo se me juntó, caí en depresión y quise salirme de la carrera en 4o semestre y ya no quería estar en medicina para el siguiente . Fue muy difícil para mí aceptar la depresión; empecé a tomar medicamentos, a trabajar mucho en mí y en mi autoestima. Siempre había sido una persona muy alegre y estaba de cierta manera apagada.

Todo ese proceso me enseñó a trabajar en mí, en la superación, en el no escuchar los comentarios de otras personas y enfocarme solo en mí. Eso me ayudó mucho para empezar a crear contenido para redes, hablar de salud y que la gente sintiera que yo los entiendo si padecen de depresión, ansiedad o alguna otra cuestión mental. Porque creo firmemente que sin salud mental no hay salud física. Eso me hizo seguir en este camino y saber el área en la que me quería enfocar: hablar sobre prevención, bienestar integral, estilo de vida, para tener una mejor calidad de vida.

En el internado empecé a practicar con los pacientes que llegaban, a ponerles mucha atención en todo lo que te decían y te das cuenta de que a veces por las situaciones que viven pasan ciertas enfermedades.

Al final seguí con mi carrera, es mi sueño, lo voy a cumplir y nada más me tiene que importar.

Mateus, Brasil.

En una rotación de urgencias era un día tranquilo en extremo. Llegó un paciente con dificultad para respirar y sin soplos vesiculares, básicamente todo lo que esperarías de un paciente con derrame pleural. El doctor encargado de mí, muy buena persona, aprovechó para darme toda una clase al respecto.

Procedió a explicarme toda la fisiología y patología correlacionados con la exploración física del paciente. Después de cinco largos minutos de hablar y examinar al paciente, el paciente voltea y nos dice casualmente: –Oigan, no sé si sea importante, pero solo tengo un pulmón.

La cara que puso el médico encargado no tuvo precio.

Anna, Alemania.

Pasaba visita con un cirujano extranjero, por lo que las diferencias culturales causaron esto. Hay que tener en cuenta que esta paciente es mujer.

Cirujano: –Hola, señora, ¿cómo amaneció?

Paciente: –Muy bien doctor, gracias por preguntar. ¿Le importaría hablar con mi esposa sobre cómo estoy?

Cirujano: –Me alegra escucharlo. Y estaría más que feliz de hablar con su esposo.

Paciente: –Bueno, mi esposa estará muy contenta de saber de usted. Muchas gracias.

Cirujano: –Espere, ¿entonces, eres el marido? ¿Y quiere que hable con su mujer?

Paciente: –No. Soy una esposa y ella también es mi esposa.

Salimos de la habitación y el cirujano nos dice a mí y al jefe de residentes: –No tiene sentido. Solo se puede tener marido y mujer. Aunque haya dos hombres o dos mujeres, uno debe ser el marido y el otro la mujer.

Simplemente no podía entender que los homosexuales pueden ser dos esposas o dos maridos.

André, México.

Hice Cirugía plástica en el Hospital Gea González, que se ha caracterizado por hacer muy buena cirugía reconstructiva, craneofacial. Ejerce ahí uno de los grandes médicos de cirugía de nervio periférico y básicamente es de los mejores, si no es que el mejor hospital de Latinoamérica en cuanto a cirugía plástica.

Cuando me tocó mi entrevista estaban todos los doctores en la sala, y siempre preguntan: ¿Qué es lo que te gusta de la cirugía plástica? Todos los candidatos siempre dicen: Me gusta cirugía craneofacial por x o y, cirugía de nervio periférico por tal doctor. Yo no sé por qué, pero contesté con la verdad: me gusta el contorno corporal. Se creó un silencio total, no esperaban esa respuesta. Solo podía pensar en que me había equivocado rotundamente.

Uno de los adscritos me preguntó: –¿En serio? ¿Esa es tu respuesta? ¿Te gusta la cirugía estética?

Sin titubear afirmé que me encantaba la cirugía estética y el contorno corporal, y me dice:

–Tenías que ser brasileño, no lo puedo creer.

Yo creo que eso me ayudó un poco en la cuestión de autenticidad, que vieran realmente quién soy, y no mentir o decir lo mismo que todos.

Julián, Estados Unidos.

La consulta más rara que he tenido.

Llegó un paciente joven a urgencias por un dolor abdominal. Fui a verlo para examinarlo y obtener una historia. Resulta que acababa de salir de prisión hace unos días. Caminaba por la casa y vio un vaso de plástico lleno de líquido ámbar encima del refrigerador. Lo agarró y se lo tomó. Resultó ser uno de esos productos para limpieza de las casas/cocinas. Seguimos indagando más antecedentes y reportó que había estado teniendo heces con sangre. Le terminamos haciendo un escáner y vemos que tiene invaginación intestinal (cuando el intestino se mete en otra parte del intestino, como si fuera un telescopio plegable). Eso es realmente raro de ver en adultos. Luego, mientras examinábamos más al tipo, vi un poco de sangre en su zapato y pensé: "¿De qué se trata?" Examiné su pie que sangraba, tenía una herida por arma de fuego.

Solo pensé: "¿Qué carajos está pasando?" El paciente nos dijo: –Sí, estaba jugando con un arma y se disparó y me dio en el pie.

El paciente llegó con dolor abdominal y no pensó que valiera la pena mencionar que se había pegado un balazo en el pie.

Ha Joon, Estados Unidos.

Salir del clóset como doctor.

Lo he estado pensando y preguntando en diferentes partes de internet. Soy residente, una persona de color (asiático, pero no de las razas asiáticas predominantes) y vengo de una cultura tradicional. Mi familia es lo más tradicional que te puedas imaginar. He reprimido mis sentimientos e identidad durante mucho tiempo. Nadie sabe que soy *gay*, aunque algunos pueden tener sospechas. ¿Cómo afectaría mi carrera salir del clóset como hombre *gay*? ¿Será una barrera? Por si sirve de algo, quiero llevar mi carrera lo más lejos que pueda. Estoy haciendo mi especialidad en California. No sé dónde trabajaré después de la residencia, pero prefiero mudarme fuera del estado por motivos personales.

No planeo salir del clóset ahora, pero en algún momento será, probablemente después de la especialidad. Hay demasiado en juego en este momento y no sé cuál es la mejor manera de hacerlo.

Janice, Canadá.

Voy a donar mi riñón a un completo extraño, yo no sabré a quién se lo doné ni el receptor sabrá quién se lo donó.

Son múltiples las razones por las que estoy haciendo esto: mayormente porque he perdido personas cercanas a mí, personas que amaba y así comprendí lo valiosa que es la vida. Si hubiera podido hacer algo para salvarlos, tan sencillo como donarles un riñón, no hubiera dudado siquiera un segundo. Saber que existe alguien allá afuera que es importante para su familia, así como mis seres queridos lo fueron para mí, es suficiente para que valga la pena donar mi riñón.

Otro de los factores es que soy joven, mis riñones funcionan perfectamente bien. Esto importa porque el receptor normalmente tomaría el riñón "menos bueno" de mí; debido a mi composición corporal, los dos funcionan excelente, así que eso debería de ser bueno. La cirugía es en un mes y me ha tomado cerca de un año llevar a cabo todo este proceso, fue un poco lento por los cierres causados por el COVID.

Salvador, El Salvador.

Estoy cansado.

Odio que mi hospital no tenga camas.

Odio que nuestra sala de espera de urgencias esté siempre llena.

Odio el COVID.

Odio la violencia sin sentido.

Odio que mi departamento siempre tenga poco personal.

Odio que mi jefe siempre tenga que pedirle a la gente que trabaje turnos extra.

Odio sentirme obligado a decir que sí la mitad del tiempo.

Odio las reuniones, comités y proyectos.

Odio que sea tan difícil para mí obtener la aprobación de vacaciones.

Odio que a pesar de que trabajo tanto, parece que mi esposa y yo nunca podremos pagar una casa.

Odio soñar con el trabajo y despertar ansioso.

Odio tener ganas de llorar en el estacionamiento mientras me preparo para otro día.

Claudinei, Brasil.

Amo ser doctor. Justo hoy cuando iba saliendo del hospital me puse a pensarlo, qué feliz soy haciendo esto. Feliz de haber entrado a esta carrera y hoy por hoy estar en la residencia. Amo establecer un plan de cuidados para el paciente y poder llevarlo a cabo. Me encanta que mis pacientes me hagan preguntas y saber las respuestas. Me encanta darles ese confort porque de verdad confían en mí. Me encanta lo mucho que he aprendido y he podido practicar y mejorar día con día. Y por engreído que suene, me encanta mi larga bata blanca y que me llamen doctor.

No pretendo hacerles pensar que todo es fácil y hermoso. Solo quiero recordarles a todos que definitivamente las cosas mejoran. La escuela es dura y, por lo general, bastante ingrata, pero sigue haciendo lo que tienes que hacer por una de tus múltiples razones y valdrá la pena. ¡Mantén la cabeza en alto!

Evelyn, Inglaterra.

Fue en un vuelo de Estados Unidos a Londres y en ese momento estábamos en algún lugar sobre Groenlandia.

Una azafata habló por el megáfono preguntando si había algún médico a bordo. Cuando preguntó por segunda vez, finalmente encendí mi luz de llamada, había un pasajero que tenía dolores en el pecho. Un breve examen físico me dijo que era menos probable que fuera cardiaco el dolor, y más probable que fuera algo abdominal (sus ojos estaban amarillos). Necesitaba que la persona se acostara y le dije a la azafata que necesitaba monitorear su condición para ver si había algún cambio, pero no pensé que fuera necesario un aterrizaje de emergencia. Los únicos asientos que se reclinaban tanto estaban en primera clase, así que me dieron mejor asiento.

Aterrizamos en el aeropuerto de Heathrow sin incidentes y bajamos del avión, ya había paramédicos esperando en la puerta. Cuando llegué a casa de mi viaje, me esperaba una carta del director médico de American Airlines donde agradecía mi ayuda y me regalaba 50,000 millas de viajero frecuente.

Ivo, México.

Actualmente manejo Oftalmo University y esto sucedió tras uno de los años más difíciles de mi vida. Para poner en contexto: terminé el último año de oftalmología, el posgrado de alta especialidad y nació mi primera hija, entonces no pude volver a mi país (soy uruguayo), pero tampoco tenía mis títulos como para poder ejercer en México. Estuve prácticamente un año sin poder trabajar, sin poder generar un peso mexicano. De ahí nació este proyecto de Oftalmo University.

Yo antes decía: "Quiero operar mucho, ayudar a muchas personas, 40-50 cataratas todos los días o todas las semanas". Hasta que tuve una alumna que me mandó un mensaje de voz, literalmente saliendo de quirófano. Después de que vino a capacitarse un poco más con nosotros, me mandó ese mensaje en WhatsApp, muy rápido y con un tono, una autenticidad tan potente, donde decía:

—Tú te das cuenta que yo ya operaba, tú te das cuenta que yo ya sabía lo que tenía que hacer. Pero fui con ustedes, y sin saber muy bien qué esperar de ello, no sabía exactamente qué era lo que iba a aprender. ¿Cómo iba a aprender con un simulador, con un ojo artificial? –Y al final del mensaje cierra: –¿Sabes qué?, sí cambié, soy otra, gracias; fue un mensaje corto, de un minuto.

Me quedó tan grabado, porque también es bueno tener retroalimentación de lo que uno está convencido, de lo que realmente tiene un impacto en el final.

Ahora ayudo indirectamente, ayudo a más personas. Por ejemplo, vino una doctora de Iguala, una ciudad pequeña en México. Ahí no había cirujanos que hicieran las técnicas modernas. Solo imaginar lo que implica capacitar a esa doctora que va a estar por los próximos 40-50 años en Iguala, operando gente y haciendo las cosas bien. Eso no tiene precio.

Si pudiera dar un consejo a los demás simplemente sería: Si están convencidos de algo, sigan por ese camino; cuando el camino y objetivo sean correctos, vayan por sus sueños.

Ariel, Argentina.

En mi primer año de residencia era el más salado, el que más mala suerte tenía. Siempre me pasaban cosas, me llegaban pacientes tronados o cosas realmente raras. En el segundo año tuve que atender varios paros cardiorrespiratorios en lugares un poco extraños.

Un día iba en bicicleta al hospital y la dejaba en el segundo piso del estacionamiento. Saliendo de guardia ese día fui a buscar la bicicleta, todo cansado, no daba más. Dentro del estacionamiento veo parado un taxi haciendo señas, me acerco y había una señora con su marido inconsciente. Intentamos sacarlo con maniobras de reanimación, mis compañeros intubando en el estacionamiento, pero desafortunadamente ya llevaba mucho tiempo así y no pudimos.

Ese mismo año me tocó dar reanimación en la sala de rayos, en el baño, en el elevador.

Norberto, México.

Me encariñé muchísimo con dos niños, Carlitos y Aurorita. Esos dos niños tenían leucemia linfoblástica aguda. En mi primer año de residencia se hospitalizaban frecuentemente por las quimios, las complicaciones. Me ponía a jugar con ellos lotería, x-box, un poco de todo.

En mi segundo año de residencia seguí en contacto con los familiares y estaban agradecidos por cómo trataba a sus hijos, por ser muy empático y humanizar el trato, hacerlos sentir cómodos mientras estaban en el hospital.

Un día la mamá de Aurorita me marcó por la noche para decirme que lamentablemente su hija había fallecido. Ese día troné, lloré durante la noche y me desperté temprano, solo para recibir la llamada de la mamá de Carlitos para decirme que también había fallecido su hijo.

Fue algo desgarrador, sentí cómo mi ánimo se cayó al suelo porque eran dos niños que siempre estaban juntos cuando se hospitalizaban. Me encariñé mucho y en un lapso de menos de 12 horas se fueron. Siempre los tengo presentes y cuando veo a mis pacientes niños, los veo a ellos. Les quiero dar la mejor atención para que no vuelva a pasar algo así.

Es imposible no encariñarse, ojalá se pudiera hacer un muro sentimental, pero yo creo dos cosas: uno, no es sano, y dos, te impediría dar el mejor manejo o atención a tu paciente.

Alguien se tiene que sacrificar y poner el pecho, si nos va a doler no por eso vamos a volvernos fríos y dejar de tratar bien a los niños.

Helen, Estados Unidos.

Se suponía que tenía que someterme a una discectomía (tratamiento para hernias de disco) pequeña, por dos hernias de disco pequeñas. Durante mi primera y única visita al consultorio, mi cirujano no tomó ninguna historia clínica, ni hizo un examen físico, ni tomó notas. Dictó la historia clínica de memoria un día después de mi visita al consultorio y así me confundió con otro paciente.

Dictó la cirugía incorrecta, la condición incorrecta, el procedimiento incorrecto, los síntomas incorrectos en una nota de admisión separada que creó. Mi formulario de consentimiento, sin embargo, era correcto, así que el día de la cirugía lo firmé, sin saber que él había creado un formulario de admisión por separado que usó durante la cirugía.

Luego alteró mi formulario de consentimiento sin mi conocimiento o firma. En última instancia, terminé con dos expedientes/historias clínicas diferentes con dos diagnósticos y cirugías diferentes detallados en mi expediente, pero nadie los leyó ni los comparó. Hay muchos otros errores en mi caso, pero he resaltado los más significativos.

La cirugía se llevó a cabo de acuerdo con su dictado erróneo. En lugar de mi pequeño procedimiento microquirúrgico, realizó una laminectomía descompresiva amplia de tres niveles (una cirugía mucho más invasiva y compleja) para un paciente con estenosis espinal y extrajo tres niveles de los huesos de mi columna. Por si fuera poco, me dejó las hernias discales por las cuales yo estaba allí para que me trataran. Desperté y el dolor era insoportable. Dado que el formulario de consentimiento decía que me habían hecho una microdiscectomía, las enfermeras de la unidad de recuperación no tenían idea de que se había realizado una cirugía completamente diferente y mucho más invasiva. Me enviaron a casa dos horas después de que me cortaran la columna en tres niveles con una sierra para huesos.

En última instancia, hubo muchos otros factores que me llevaron a esta horrible situación. Los detalles serían claros para un lector informado, pero podrían ser incomprensibles para personas no relacionadas con la medicina. El cirujano mintió durante el juicio y ganó, debido en gran parte a la incapacidad del jurado para leer toda la información técnica. Lo cual entiendo, porque una muestra representativa típica de ciudadanos estadounidenses no puede aprender el sistema legal, las técnicas quirúrgicas, la neurocirugía o cómo leer una resonancia magnética en los cuatro días asignados a un juicio por mala praxis. Esta incapacidad es en lo que él y su equipo legal confiaron, ya que esta técnica evidentemente ha funcionado para él durante innumerables otras demandas por negligencia, ninguna de las cuales se permitió como evidencia durante mi juicio.

Ahora estoy permanentemente discapacitada. Tengo una bomba intratecal (dispositivo médico que se utiliza para administrar medicamentos directamente en el espacio entre la médula espinal y la vaina protectora que rodea la médula espinal) implantada que bombea morfina, bupivacaína y otros anestésicos a mi columna solo para evitar que me mate por el dolor crónico e intratable que sufro cada minuto de cada día. No he dormido más de una hora desde hace siete años, desde la cirugía. Destruyó mi vida y mintió al respecto sin remordimiento ni conciencia. Fue atroz de observar y desgarrador de soportar.

Alberto, México.

Estoy en un servicio de urgencias, yo manejo el triage amarillo y verde (leve y moderado), el médico encargado del servicio maneja los rojos (grave).

Llegó un paciente de la tercera edad, en camilla, con un color amarillo y el camillero llegó pidiendo camilla de choque porque no le sentían el pulso. Se activó el código de respuesta rápida y bajó el doctor de terapia intensiva. Desvestimos al paciente y le pusimos un monitor, para darnos cuenta de que el paciente tenía una taquicardia ventricular, inestable, con presión baja. El doctor me dijo:

—Alberto, vía aérea.

—No me siento listo, doctor.

—Yo te apoyo, tranquilo, lo vamos a hacer en equipo.

El doctor de terapia empezó a indicar los medicamentos, preparando al paciente para darle cardioversión (procedimiento para regresar al paciente a un ritmo cardiaco normal). Le ponen los parches en el pecho, cuento 1, 2, 3... fuera y se le da el shock al paciente. El ritmo seguía anormal. Yo ya estaba con las manos sudando, nervioso, pensando cosas fatalistas, no me sentía lo suficientemente listo. Empecé a respirar alteradamente. Se vuelve a acercar el doctor

—Tranquilo, no estás solo, estamos contigo.

Volvimos a intentar la cardioversión y el paciente empezó a tener un ritmo normal. Mi corazón al ver eso pasó de tener taquicardia a volver a estar tranquilo, me sentía como en una montaña mientras estábamos haciendo esto, mis manos estaban frías, era difícil respirar. Una vez que el paciente volvió a un ritmo normal me sentí en una isla, podía sentir el calor del paciente y el mío.

Volteo para ver al doctor de terapia y yo tenía como una lágrima en los ojos, estaba como que quería llorar, quería agradecerle al doctor, pero no me salían las palabras. El doctor se dio cuenta de lo que estaba pasando. Solo me dijo: —Ya ves que sí puedes, esto es en equipo, la medicina se aprende en equipo y estamos aquí para apoyarte. Necesitas dar el siguiente paso y estamos aquí para eso.

Pude sentir que alguien de verdad se preocupa por enseñarte y no es el típico aprendizaje. En esta ocasión pude decir que no lo sabía y encontrar a alguien que me guiara. Pero es difícil hallar este tipo de personas en esta carrera.

Juan Manuel, México.

Cuando roté por cirugía, quitábamos varios apéndices y reparábamos bastantes hernias. Me marcaron cierto día para decirme que iban a operar a mi hermana, justamente por una apendicitis. En ese momento me tocaba ver esa misma cirugía varias veces en el mismo día. Pero cuando el caso era de mi hermana ya no era el procedimiento de rutina, tan frío como si estuvieras en una fábrica. Era mi hermana la que estaba en la cama, sentí nervios, estaba preocupado. Qué regalo tan tremendo fue que pasara justamente mientras yo rotaba en ese servicio, donde yo veía a veces las cirugías como una más. Todo cambia cuando te toca que la paciente sea tu hermana, mamá, esposa o alguien que quieres.

Comprendes la empatía con la que tenemos que tratar a todos los pacientes, porque a veces también nos toca a nosotros serlo. Tratar a cada uno de manera muy personalizada y con el respeto que implica nuestra profesión.

Polo, México.

Al inicio de la carrera, cuando cursaba primer semestre, un doctor que daba Medicina legal/ética médica quería llevarnos a un hospital público a ver cómo era la consulta, en qué nos estábamos metiendo, porque evidentemente no sabíamos muy bien al estar en primer semestre. Los residentes poco a poco nos empezaron a enseñar cosas: a poner una sonda, sacar una gasometría, procedimientos que normalmente hace un interno. Esa fue la primera vez que me enseñaron a sacar una gasometría.

Me mandaron a ver a una señora y uno no sabe si está grave o bien. Normalmente llegas, te presentas y les dices que les vas a dar un piquetito y no duele. Intenté sacar la gasometría, mi compañero también lo intentó y no salió sangre.

La señora al parecer estaba dormida/sedada y al salir del cuarto cerré la cortina para que la señora siguiera descansando. Yo era el último en salir, cuando iba a cerrar la puerta escucho que el monitor empieza a sonar, con ese sonido tan característico que se escucha en las películas, el sonido de que no hay actividad cardiaca.

No sabes el terror, el horror que sentí. Solo podía pensar, "¿qué hiciste?" Yo no fui, no pude haber sido yo. En ese momento me puse pálido, te vienen mil ideas a la cabeza.

Después me enteré de que fue una broma muy cruel del residente, no fue planeada, salió y ya, fue todo. Era una señora ya de edad muy avanzada, nunca leí su nombre en el expediente, pero siempre me acuerdo. Tenía complicaciones de diabetes muy avanzadas y ya les habían notificado a los familiares que era muy difícil que pasara de esa noche.

Ese día nos mandaron a nosotros a practicar, es algo de los hospitales. Puede sonar feo, pero es una realidad. Los pacientes que ya están en fases terminales son muy buenos instrumentos de práctica.

Anónimo, Argentina.

Soy urólogo, era un sábado y estaba de guardia en el hospital. Esto quiere decir que cualquier caso que llegue de urología soy al primero que le hablan para atenderlo. Llegó una paciente a urgencias con un cuadro clásico de piedras en el riñón izquierdo, un caso relativamente sencillo. Le mandamos hacer una tomografía para ver el tamaño y localización de la piedra y nos dimos cuenta de que esta era demasiado grande para poder eliminarla con tratamiento médico y que tenía que ser intervenida en cirugía.

Para esta cirugía normalmente metemos como un tipo láser que corta la piedra. Introducimos el instrumento por la uretra, para llegar a la vejiga y después subimos por el uréter (lo describiría como una pequeña manguera que conecta el riñón con la vejiga). Todo iba bien, más tarde me iría a comer con mi familia habiendo ayudado a una paciente. De pronto la cirugía dio un giro de 180°. Una de las complicaciones de esta cirugía es que puedes lastimar el uréter. Había rasgado el uréter y no lo encontraba. Una cirugía que era de poca invasión se transformó en una cirugía mayor, tuvimos que cambiar a la paciente de quirófano a uno que estuviera más preparado. Hacer otro abordaje y buscar el uréter que usualmente queda por ahí. No lo pude encontrar...

Le tuve que dejar un catéter, básicamente le desgracias la vida por unos días/meses en el mejor de los casos, la orina de la paciente iba directo a una bolsa que tenía que cambiar cada tanto y la manera de solucionarlo es poner el riñón pegado a la vejiga. Esto implica otra cirugía, más recuperación, más costos, más tiempo, más todo. Claro que fue un accidente y nadie está exento de complicaciones. Trabajamos, estudiamos y nos preparamos día a día para tener la menor cantidad de accidentes posibles, pero aun así desgraciadamente siguen pasando.

Me sentía terrible, qué difícil es ver a un paciente después de situaciones como ésta. Sabes que no es tu culpa, pero al mismo tiempo sí, solo piensas y si hubiera hecho esto o lo otro.

No sabía cómo tratar a la paciente después de este suceso, nunca me había pasado en el ámbito privado. Fui con mi mentor y le platiqué lo ocurrido. Sin titubear me dijo que era yo el que tenía que arreglar el caso, que era lo suficientemente capaz de hacerlo y si no la paciente se iba a encontrar a alguien que seguramente lo hiciera y después tal vez pudiera demandarme.

Aquí la pequeña frase de "nadie demanda a una persona que le cae bien" toma sentido. Si antes de por sí era agradable con todos mis pacientes, con esta lo era aún más. Gracias a Dios después de algunos meses y un largo papeleo con el seguro pudimos dejarla como nueva. Al final del día se creó una linda amistad médico-paciente, ella entendió toda la situación.

Ana Cecy, México.

A qué mujer no le ha pasado y es muy común estar en el hospital como doctora y que te llamen señorita/niña o cualquier derivado. Cuando comienzas esta profesión es muy común escuchar a profesores decir que las mujeres no deberían escoger una especialidad quirúrgica, o que escojamos "especialidades para mujeres", despectivamente, como dermatología, "para que puedan atender a sus esposos, ser mamás o estar en casa". Incluso desde antes de que siquiera pises el aula ya te están desanimado diciendo que la medicina no es para mujeres, aunque hoy por hoy más de 50% de los estudiantes de medicina son mujeres.

Pasamos por un sinfín de obstáculos, machismos, acoso y demás para convertirnos en lo que queremos. Desde el típico profesor que en tus primeros semestres te avienta comentarios sexistas, y no acaba cuando llegas a tus prácticas. A veces solo cambia por un residente de mayor jerarquía que insiste para salir y sabes que si no lo haces te puede ir mal. Esto me paso una vez, un residente me invitó a salir y aunque pude decir que no fácil y rápido, sabes que si lo haces a veces puede afectar tu calificación o te pueden poner guardias de castigo. Afortunadamente no pasó a mayores y todo estuvo bien.

Hay especialidades en ciertos hospitales donde se sabe que no aceptan mujeres. ¿Intentar entrar a una especialidad estando embarazada? Buena suerte. Esto no debería pasar. Aunque estoy convencida que antes pasaba mucho más, no hay que quitar el dedo del renglón y trabajar para que no ocurra más.

La realidad es que aún se viven muchas injusticias, acosos, etc., hacia las mujeres en esta profesión, y creo firmemente que estamos para apoyarnos, para ser mejores. Si algún día necesitas algo puedes contar conmigo: @soydoctoranosenorita

David, Israel.

He tenido encuentros de confrontación con pacientes. Más aún desde el COVID. Este problema nunca me había pasado antes. Si no puedo encontrar el problema, me aseguro de saber quién puede hacerlo. Sin embargo, hago mucho de este trabajo detrás de escena, como lo hacemos muchos de nosotros. Obviamente, los pacientes no saben esto de nuestra profesión. Cuando los llamo, les cuento todo lo que se hizo, por qué se hizo y por qué les doy la recomendación que hice. Trabajo en una especialidad. Entonces, mi trabajo es multidisciplinario.

En una ocasión, un paciente dijo que le dio Cushing (afección que se produce debido a la exposición a altos niveles de cortisol durante un tiempo prolongado) por recetarle un inhalador para tratar su asma muy activa. Alerta de spoiler: nunca le dio Cushing. Eso es solo un ejemplo.

¿Honestamente? Me levanto todos los días porque realmente me preocupo por los pacientes que trato. Voy más allá, porque quiero saber qué está mal y ayudarlos. Desde entonces tuve que parar porque ya saben, la gente no lo ve así.

Ya no sé por qué estoy luchando. Siento que la confianza en la comunidad médica, en general, ha disminuido tanto que me pregunto por qué algunos de estos pacientes incluso se presentan a sus citas.

Les digo a todos mis pacientes que me digan si tienen algún problema. Estoy muy abierto a la comunicación. Les hago saber a todos mis pacientes esto: Que haré todo lo que pueda para descubrir qué es lo que está mal. Si no lo puedo hacer, no tengo miedo de preguntar a otros que saben más que yo. (Lo digo como una promesa y nunca he incumplido esa promesa.)

Michelle, México.

Cuando mi ahora esposo seguía en la carrera, amigos de él me preguntaban: –¿Cómo le hacen? De repente amigos suyos llegaban con la nueva novia y me decían que los ayudara a que los entendieran.

Yo les respondía: –No, a ver, ayúdale tú. Tienes que hacerla parte de tu proceso, porque no es fácil de este lado como pareja y menos cuando no te ayudan a entender el porqué hacen lo que hacen.

De por sí tienen que estudiar 800 horas para un examen, hasta la fecha, ya que es especialista; de repente un fin de semana me dice que tiene que estudiar cierta técnica y no puede salir de la casa o de viaje. Para mí sería muy fácil decir: –¿Para qué? Ya eres doctor y haz hecho esa cirugía mil veces– pero no; es verdad que nunca dejan de estudiar. Y si me lo dice es porque tiene la necesidad de hacerlo.

¿Lo que más me costó en la relación? Probablemente el internado, es un balde de agua fría tanto para la pareja como para los doctores, y usualmente pasa en una edad cuando sigues siendo joven y puedes no tener esa madurez mental. De repente cambian tus horarios por completo, tu semana no funciona como la semana normal de todo mundo. La semana empieza a funcionar en guardias ABCD y cuando salen de guardia están cansados, con hambre y es entender que vienen de trabajar/estar estudiando, no es como que no estuvieran haciendo algo productivo. Es algo a lo que te vas adaptando poco a poco. Si algo así de chico te molesta, puede haber problemas después.

A veces, cuando lo iba a visitar, el plan del fin de semana era ir al súper y lavar ropa, porque al vivir solo evidentemente no tenía mucho tiempo para hacer esto otros días. Había que aprender que el poco tiempo que pasábamos juntos tenía que ser de calidad. Por ejemplo, cuando íbamos o vamos a cenar, tratar de no estar viendo el celular, hasta hoy en día a pacientes post operados les da su teléfono por cualquier cosa, y deben tener la confianza de, si se sienten mal o tienen dudas, poder hablarle, aunque con ciertos límites para que siga siendo sano para él.

Al final de cuentas creo que todo se vuelve un estira y afloja.

Esteban, Colombia.

El demonio de los pasillos. Cuando estaba en mis prácticas médicas un cirujano pediátrico, como cualquier otro día, ordenó una cirugía, le iba a quitar un riñón a un niño. Es decir, dejó instrucciones para que se preparara al niño para la cirugía. Yo en ese entonces era un estudiante, yo no podía decirle nada al cirujano en ese momento. El doctor le explicó a la mamá del niño lo que le iban a hacer porque no le funcionaba bien el riñón, pero afortunadamente el otro riñón funcionaba mucho mejor. El cirujano se fue y a los 30 minutos llegó un nefrólogo pediátrico preguntando por qué iban a operar a ese niño, que cómo era posible, si ese riñón que le iban a quitar le podría funcionar otros 10, 15, 20 años. Un riñón tenía una función del 40% y el otro del 60% y le iban a quitar el de 40%.

¿Qué es lo que estaba haciendo el cirujano? No era la primera vez que lo hacía. Me puse a investigar un poco más y descubrí que no era la primera vez que pasaba esto. El cirujano ya había quitado muchos riñones en pacientes parecidos porque esa cirugía se la pagaban mejor.

Arturo, México.

Cuando estaba en la residencia de ginecología, un día la jefa de tococirugía o labor estaba en el piso del servicio donde están las pacientes de gine. Ella iba con el director del hospital, pasan justamente por el cuarto donde los residentes, internos y básicamente el servicio hace sus pendientes. Estos cuartos son pequeños, a veces 3x3 m y estaba algo sucio, me vieron a mí y me dijeron que recogiera todo. Se dieron la media vuelta para irse y yo me di la otra media vuelta y me fui del hospital.

Al día siguiente evidentemente se dieron cuenta que no lo hice y me amenazaron con ponerme un reporte. En la cara les dije que me pusieran los reportes que quisieran yo no iba a limpiar, a eso yo no iba al hospital, no era mi basura; creen que el residente/interno está para hacer todos los pendientes que se les ocurran a los superiores, desde ir por una coca hasta lo que se te ocurra, y no, eso no debe ser así. Vamos a aprender y a equivocarnos, no a hacer pendientes que no tienen nada que ver.

Juan Pablo, México.

Llegué a mi primer día de internado y un interno que ya iba de salida me estaba enseñando básicamente lo que tenía que hacer, papelería, etc. En esos primeros días en el hospital no sabes ni para donde voltear a ver, ni a quién hablarle ni nada.

Estaba parado en la central de enfermería y un doctor se dio cuenta de que yo era nuevo, me preguntó si me gustaba la neurología, al ser mi materia favorita me puse a hablar con él y me encargó que presentara un caso frente al hospital el siguiente viernes, este día de la semana había presentaciones de casos de neurología o neurocirugía.

Todo nervioso le dije que era mi primer día. –¿Qué tiene? –contestó. –Preséntalo el viernes, el paciente es X, busca su expediente y preséntalo. En ese momento no te puedes echar para atrás para no quedar mal, para demostrar que tienes las ganas de aprender.

Nunca en mi vida había presentado un caso frente

a un hospital, no sabes cómo le vas a hacer, pero lo tienes que hacer. Estuve preguntando más o menos qué tenía que hacer a los internos que iban más adelantados que yo y a mis residentes. Unos se reían, otros me querían infundir miedo y me contaron que había un neurocirujano, el doctor L., que a veces iba a las presentaciones y se podía llegar a poner pesado en algunas situaciones, llegando a hacer llorar a la gente.

Llegó el tan ansiado viernes para presentar el caso y al ser novato en esto en la primera diapositiva puse el diagnóstico, todavía me acuerdo de la enfermedad vascular cerebelosa. Efectivamente en la audiencia estaba el doctor L., del que me habían advertido, estaban otros especialistas y mis compañeros que fueron a ver cómo acababa esa masacre.

En cuanto puse la primera diapositiva todos los doctores se quedaron viendo y decían: ¿Es en serio? Yo sin saber qué estaba haciendo, qué había hecho mal, me empecé a poner nervioso. Evidentemente no tenía que poner el diagnóstico porque era la presentación de un caso. Es como si en una película de suspenso, misterio, donde tienes que ver paso a paso las pistas para llegar a tu conclusión, te dicen el final desde el principio.

A la mitad de la presentación el doctor L. me dice que pare, al ser mi primera presentación claro que la forma que explicaba cómo había revisado al paciente estaba mal o incompleta. Enfrente de todo el hospital se puso a darme una clase, preguntas de neurología. Se dio cuenta de que sí tenía conocimientos para el nivel en el que estaba, me regañó por la pésima presentación que di, pero al mismo tiempo me felicitó por tener los pantalones de hacerlo en mi primera semana.

Por la confianza dada.

Por aquellos que ya no están físicamente, pero los sentimos de cerca.

Por todos los que nos acompañan en este camino.

Por esos cafés para despertar.

Por las épocas de estudio.

Por los desvelos en el hospital.

Por esos compañeros que se convirtieron en familia.

Por nuestros sueños.

Por todo el sacrificio que hemos puesto.

Por esa sonrisa en tu primera cirugía.

Por esa sensación de ayudar a los pacientes.

Porque no importa de dónde vengamos, en este camino no estamos solos.

@dr.danalvarezy

@pologuerrero.med

PERO QUERIAS SER DOCTOR 2

www.ingramcontent.com/pod-product-compliance
Lightning Source LLC
Chambersburg PA
CBHW031439210526
45464CB00005B/2260